BEI GRIN MACHT SICH IHR WISSEN BEZAHLT

- Wir veröffentlichen Ihre Hausarbeit, Bachelor- und Masterarbeit

- Ihr eigenes eBook und Buch - weltweit in allen wichtigen Shops

- Verdienen Sie an jedem Verkauf

Jetzt bei www.GRIN.com hochladen und kostenlos publizieren

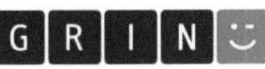

Das Geschäftsmodell der "retail clinic"

Übertragung des Konzeptes in das deutsche Gesundheitssystem

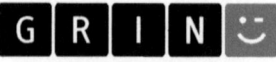

Bibliografische Information der Deutschen Nationalbibliothek:

Die Deutsche Nationalbibliothek verzeichnet diese Publikation in der Deutschen Nationalbibliografie; detaillierte bibliografische Daten sind im Internet über http://dnb.d-nb.de abrufbar.

ISBN: 9783389037072
Dieses Buch ist auch als E-Book erhältlich.

© GRIN Publishing GmbH
Trappentreustraße 1
80339 München

Druck und Bindung: Books on Demand GmbH, Norderstedt Germany
Gedruckt auf säurefreiem Papier aus verantwortungsvollen Quellen

Das vorliegende Werk wurde sorgfältig erarbeitet. Dennoch übernehmen Autoren und Verlag für die Richtigkeit von Angaben, Hinweisen, Links und Ratschlägen sowie eventuelle Druckfehler keine Haftung.

Das Buch bei GRIN: https://www.grin.com/document/1484088

Deutsche Hochschule für
Prävention und Gesundheitsmanagement
Saarbrücken

Hausarbeit

Studiengang	**Prävention- und Gesundheitsmanagement**
Studienmodul	**Gesundheitsmanagement** II
Datum Präsenzphase (siehe Ergebnisdokumentation)	**28.08. – 30.08.2023**
Aufgabe	**Das Geschäftsmodell der „retail clinic"**

Inhaltsverzeichnis

Konzeptionelle Bezugsrahmen

1.1 Ansätze zur Analyse von Organisationen des Gesundheitswesens

Neben der „Analyse nach Sachfunktionen" gibt es noch einen weiteren konzeptionellen Bezugsrahmen: der „Geschäftsmodellansatz".

Der Geschäftsmodellansatz ist in fünf Teile gegliedert. Hierzu zählt: das Leistungsmodell, das Marktmodell, das Erlösmodell, das Produktionsmodell und das Kostenmodell. Dabei steht das Leitungsmodell im Zentrum der Betrachtung. Es stellt den Kern- und den Zusatznutzen für den Kunden dar. Die jeweiligen Kunden, die durch die angebotene Leistung angesprochen werden, werden durch das Marktmodell dargestellt. Darunter fallen: Wettbewerber, Vertragspartner und Leistungsfinanzierer. Das Produktionsmodell veranschaulicht das Abbild der monetären Herstellung und das Erlösmodell bildet die Finanzierungsgrundlage des Geschäftsmodells. Das Erlösmodell umfasst Vorgaben zu Finanzierungssystemen (Dietrich, 2019, S.41-45).

1.2 Analyse nach Sachfunktionen

Im Folgenden werden die Freiheitsgrade für einen niedergelassenen Arzt in Deutschland in den Bereichen: Leistungsmanagement, Kundenmanagement und Finanzmanagement beleuchtet.

Leistungsmanagement in Arztpraxen

Niedergelassene Ärzte in Deutschland nehmen eine zentrale Rolle in der ambulanten medizinischen Versorgung ein, da sie die erste Anlaufstelle im Gesundheitswesen verkörpern. Ihnen steht die Freiheit der Niederlassung zu und sie können somit ihre eigene Praxis eröffnen. Die Voraussetzung ist eine Zulassung als „Vertragsarzt", denn nur so können sie die Behandlung von Kassenpatienten mit der GVK abrechnen. Niedergelassene Ärzte führen Diagnostik und Therapie durch und können bei Bedarf ihre Patienten in ein Krankenhaus einweisen (Simon, 2017, S.157-158). Der Arztberuf wird geregelt durch eine staatliche Genehmigung (Approbation) und kann erst nach einem erfolgreich abgeschlossenen Medizinstudium ausgeübt werden (Miani et al., 2015).

Deutsche Ärzte haben zudem die Freiheit zu entscheiden wo und wie sie ihren Beruf aus-
üben. Es bestehen verschiedene Niederlassungs- und Kooperationsformen wie beispielsweise die klassische Einzelpraxis, die Gemeinschaftspraxis, die Praxisgemeinschaft oder
Medizinische Versorgungszentren, zwischen denen sich ein niedergelassener Arzt entscheiden kann (Kassenärztliche Bundesvereinigung [KBV], 2019d).

Kundenmanagement in Arztpraxen

Deutsche Arztpraxen stehen heutzutage vor veränderten Herausforderungen (Streit &
Letter, 2005, S.1). Staatliche Reformen stellen die Aspekte Effizienz und Wirtschaftlich-
keit in den Vordergrund, welches von den Arztpraxen steigende Managementkompetene-
zen erfordert (Weinbrenner, 2017, S.211). Dies bedeutet für die Praxen einen steigenden
Konkurrenzdruck, welcher dazu führt, dass die Praxen sich zunehmend kunden- und
marktorientiert verhalten und sich somit neu auf dem Gesundheitsmarkt positionieren
(KBV, 2019). Die Arztpraxen müssen bei der Ausgestaltung ihres Kundenmanagements
einige rechtliche Rahmenbedingungen einhalten. Hierzu zählt die Musterberufsordnung
für deutsche Ärztinnen und Ärzte (MBO), das Gesetzt gegen unlauteren Wettbewerb
(UWG), das Heilmittelwerbegesetz (HWG) und das Teledienstgesetz. Diese Gesetzte
verbieten irreführende oder vergleichende Werbung (Bundesärztekammer, 2018).
Aufgrund des steigenden Konkurrenzdrucks ist es ratsam ein modernes strategisches
Marketing zu etablieren. Hierfür wird die Positionsanalyse herangezogen. Dabei werden
das Marktumfeld sowie praxisexterne und praxisinterne Prozesse identifiziert und unter-
sucht (Kotler, Armstrong, Saunders & Wong, 2011, S. 97-98). Mit Hilfe der Analyse
ergeben sich Stärken und Schwächen sowie Chancen und Risiken (Kotler, Keller & O-
presnik, 2015, S. 62-63). Diese Analyse bildet die Grundlage für das jeweilige Marke-
tingkonzept einer Arztpraxis (Freyer, 2011, S.333). Daraus lassen sich bestimmte Ziele
ableiten. Für eine Arztpraxis wäre dies zum Beispiel eine hohe Patientenzufriedenheit,
Kundenbindung oder Image (Meffert & Wolde-Lübke, 2017, S.217). Deutsche Praxisinhaber dürfen jedoch selber entscheiden, welche Maßnahmen sie konkret ergreifen, um
sich erfolgreich auf dem Markt darzustellen (KBV, 2019).

Finanzmanagement in Arztpraxen

In den vergangenen Jahren zeigte sich ein Trend hinzu Kooperationen und Praxisvernet-
zungen (Greiner & Hodek, 2017a, S. 315). Zudem ist festzuhalten, dass die Zahl der Medizinischen Versorgungzentren stetig ansteigt (KBV, 2019c).

Mit der Größe dieser Betriebe wachsen auch die Anforderungen an ein effizientes Finanzmanagement (Greiner & Hodek, 2017a, S.315). Für die vertragsärztliche Versorgung gelten rechtliche und strukturelle Rahmenbedingungen. Die Vergütungsgrundlage stellt der „Einheitliche Bewertungsmaßstab" (EBM) dar. Dieser enthält eine Aufzählung aller abrechnungsfähigen Leistungen. Des Weiteren gibt es einen bundesweit einheitlichen „Orientierungspunktwert" zur Leistungsabrechnung mit der GVK. Somit gibt es für ärztliche Leistungen einheitlich fest vorgeschriebene Preise. Die ärztliche Honorierung wird durch jährliche Verhandlungen in mehreren Stufen geregelt (GKV Spitzenverband, 2017, S.1).

Abschließend lässt sich festhalten, dass alle drei Teilbereiche der Sachfunktionen festgelegte Regeln und Vorschriften beinhalten nach denen sich niedergelassene Ärzte in Deutschland richten müssen und somit nicht vollständig frei in ihrem Handeln sind. Strukturelle Rahmenbedingungen und staatliche Vorgaben schränken die Freiheitsgrade der Ärzte ein. Im Bereich Kundenmanagement herrschen ebenfalls Vorgaben, jedoch sind Praxisinhaber frei in ihrer Marketinggestaltung ihrer Praxis und können ihr Konzept stelbstständig gestalten. Aufgrund dessen bestehen meiner Meinung nach in diesem Bereich die meisten Freiheitsgrade für niedergelassene Ärzte.

2 Grundlegende Aspekte von „retail clinics"

2.1 Definition „retail clinics" in den USA

Nachfolgend wird das Konzept der „retail clinics" in den USA dargestellt. Hierbei handelt es sich um medizinische Dienste, welche innerhalb Supermarktketten angeboten werden. Diese haben einen ambulanzähnlichen Charakter und sollen schnelle Hilfe bei kleinen medizinischen Problemen bieten. Hierzu zählen Notfälle wie Insektenstiche, Halsschmerzen, Durchfall, Allergien sowie andere Leistungen wie Impfungen. Meistens sind diese Kliniken sieben Tage die Woche und 24 Stunden am Tag geöffnet. Im direkten Vergleich zu Krankenhausambulanzen sind diese Kliniken günstiger und auch an örtliche Versicherungssysteme angegliedert. Die Versorgung der Patienten erfolgt durch Krankenschwestern und Pflergern. Das Besondere dieses Konzeptes ist die einfach zugängliche medizinsiche Versorgung für jeden (Gerste, 2007).

2.2 Entwicklung und aktuelle Marktsituation der „retail clinics"

Die ersten „retail clinics" wurden 2000 in der Region Minneapolis – St. Paul gegründet und waren unter dem Namen „QuickMedx" bekannt. Diese wurden dann im Jahr 2006 durch die Drogeriemarktkette „CVS" aufgekauft und umbennant. Heutzutage sind diese unter dem Namen „MinuteClinics" bekannt (Ingelhart, 2015). Der Chef diese Unternehmens verfolgte das Ziel bis 2007 an 400 Standorten MinuteClinics aufzubauen, da er auch mit einer steigenden Konsumentennachfrage rechnete (Gerste, 2007). Der momentan größte Anbieter ist das Unternehmen „CVS Health". Dieses Unternehmen wird von Michael Howe unter der Bezeichnung MinuteClinics geführt und besitzt ab 2008 in 33 Bundesstaaten mehr als 982 Retail-Kliniken (Rudavsky, Pollack, Mehrotra, 2009). In den darauffolgenden Jahren kamen weitere große Vertreter von Retail-Kliniken dazu. Zu diesen zählen: Healthcare Clinic (Walgreens), Traget Clinic (Target) und Little Clinic (Krooger Foods) (Ingelhart, 2015). In den USA spielt diese Form der Gesundheitsversorgung eine zunehmend größer werdende Rolle für das Gesundheitssystem. Dies zeigt sich zudem an der immer größer werdenden Anzahl an Retail-Kliniken. 2010 gab es bereits 1200 Retail-Kliniken (Rand Cooperation, 2016).

Die Retail-Kliniken werden von der Bevölerung als durchaus positiv angesehen. Sie stellen einen einfach zugänglichen und schnellen Weg zur primären medizinischen Gesundheitsversorgung dar und bieten besonders für einkommensschwache Patienten eine günstigere Alternative als Krankenhausambulanzen. Von der American Medical Association wird jedoch auch Kritik an der Qualität der medizinischen Versorgung geäußert. Sie befürchten eine Überverschreibung von gewissen Medikamenten wie beispielsweise Antibiotika. Zudem befürchten sie eine Verzerrung der bisherigen Arzt-Patienten-Beziehung (Rand Corporation, 2016).

3 Leistungsmanagement von „retail clinics"

3.1 Strukturqualität einer „retail clinic"

Im Folgenden wir die Strukturqualität einer „retail clinic" in den drei Bereichen: Personal, Ausstattung und Infrastruktur dargestellt und mit einer Arztpraxis in Deutschland verglichen.

Personal

In einer Retail-Klinik erfolgt die Versorgung durch eine Krankenschwester, eine „registerd nurse", einem „physican assistent" oder einem Arzthelfer. Ärtze sind in diesen Kliniken nicht tätig und somit gibt es auch keine ärztliche Haftung. Für schwere Fälle gibt es jedoch einen telefonischen Hintergrunddienst eines Arztes. Die Patienten, die diese Einrichtungen aufsuchen, nehmen so zu sagen Triage an sich selbst vor und können die Schwere ihres Notfalls meist eigenstänig einschätzen (Gerste, 2007).

Deutsche Arztpraxen werden von niedergelassenen Ärzten, welche über eine Berechtigung zur Ausübung des Arztberufes sowie eine staatliche Genehmigung (Approbation) verfügen, geführt. Mit Hilfe einer Facharztweiterbildung können sie sich selbstständig machen (Miani et al., 2015). Zusätzlich benötigen sie eine Zulassung als „Vertragsarzt" um ihre Leistungen mit der GKV abrechnen zu können (Simon, 2017, S.157-158). Des Weiteren arbeiten in deutschen Arztpraxen Medizinische Fachangestellte, welche medizinische und administrative Tätigkeiten durchgeführt und somit den Arzt in seiner Tätigkeit unterstützen (Fischer, 2017, S. 71).

Ausstattung

Retail-Kliniken besitzen einen ambulanzähnlichen Charakter und befinden sich innerhalb großer Einkaufszentren. Sie befinden sich meist in einer Ecke des Einkaufszentrums wo dünne Bretter einen abgetrennten Raum mit einem Wartebereich abgrenzen. Es sind Tafeln aufgehangen, auf denen die angeboteten medizinischen Leistungen aufgelistet sind. Hilfe bekommen Betroffene bei kleinen Notfällen wie Halzschmerzen, Durchfall, Allergie, Insektenstiche, Sinusitis und Sonnenbrand. Es werden auch Schutzimpfungen durchgeführt. Die Retail-Kliniken sind rund um die Uhr geöffnet und versprechen einfache und schnelle Hilfe (Gerste, 2007).

Eine deutsche Arztpraxis besteht aus mehreren Räumlichkeiten wie: Empfang, Wartezimmer, mehrere Sprechzimmer, eigene Toiletten sowie EKG- und Laborräume (heilberufe-projekt, 2023). Ärzte benötigen diese Räume um Diagnostik und Therapie durchführen zu können. Sie führen Maßnahmen zur Früherkennung durch, können Leistungen verordnen und sind für die Vor- und Nachsorge bei Krankenhausbehandlungen zuständig (Simon, 2017, S.174).

Infrastruktur

Retail-Kliniken befinden sich in den USA innerhalb großer Einkaufszentren und sind somit schnell und einfach zu jeder Uhrzeit zugänglich. Diese Kliniken sind meist in vorstädtischen oder städtischen Regionen anzutreffen und es zeigte sich, dass ca. 35% der Bevölkerung zehn Fahrtminuten benötigen, um die nächstgelegene Retail-Klinik zu erreichen (Rand Corporation, 2016).

In Deutschland zeigte sich im Jahr 2022 eine gestiegene Arztdichte, welches auf eine gute und flächendeckende Versorgung hindeuten könnte. Dies ist jedoch nicht überall der Fall, da es in einigen ländlichen Regionen zu einer Unterversorgung kommt. Wohingegen es in Ballungsgebieten zu einer Überversorgung kommt. Daraus lässt sich schließen, dass die geografische Verteilung der Arztpraxen in Deutschland nicht optimal erscheint und in einigen Regionen längere Anfahrtswege zu erwarten sind (statista, 2023).

3.2 Leistungsumfang von „retail clinics"

Die angebotenen medizinischen Dienstleistungen einer Retail-Klinik sind in der Regel auf einer ausgehängten Tafel ersichtlich. In den meisten Fällen handelt es sich um Patienten mit eher kleineren Notfällen oder Anliegen. Hierzu zählen: Halsschmerzen, Durchfall, Allergie, Insektenstiche, Sinusitis oder ein leichter Sonnenbrand. Schutzimpfungen werden ebenfalls angeboten. Dazu zählen: Schutzimpfungen gegen Hepatitis A und B, Tetanus und Diphterie sowie Polio (Gerste, 2007).

Es werden noch weitere Behandlungen bei kleineren Notfällen oder Anliegen durchgeführt. Hierzu zählen Behandlungen bei Blasenentzündungen, Ohrenentzündungen, Fußpilz, Herpes, kleine Hautinfektionen oder Fäden ziehen sowie Cholesterin-Screenings. Das Impfangebot kann je nach Retail-Klinik auch erweitert sein und so kommen noch Impfungen gegen Grippe (saisonal), Meningitis und Mumps, Masern und Röteln hinzu (Zander, 2010). Schließlich lässt sich festhalten, dass Retail-Kliniken ein breites Leistungsspektrum bei kleinen Anliegen anbieten. Diese Leistungen sind meist auch kostengünstiger als in einer Arztpraxis oder einer Krankehausambulanz und somit auch für einkommensschwächere Patienten attraktiv (Gerste, 2007).

4 Kundenmanagement von „retail clinics"

4.1 Zielgruppe von „retail clinics"

Zu den häufigsten Kunden von „retail clinics" zählen: junge und gesunde Erwachsene ohne schwere Vorerkrankungen oder chronische Erkrankungen. In den meisten Fällen besitzen diese Kunden keinen eigenen Hausarzt und sie sehen diese Art der medizinischen Versorgung als Alternative dazu an. Des Weiteren lässt sich sagen, dass tendenziell mehr Frauen diese Leistungen in Anspruch nehmen sowie Personen mit einem höheren Einkommen als der Durchschnitt. Letzteres liegt meist darin begründet, dass einkommensstarke Kunden mehr Wert auf eine schnelle Behandlung legen und ihre Zeit ihnen somit wichtiger erscheint. Zudem nehmen Personen, welche in der Nähe einer Retail-Klinik wohnen diese Leistungen auch des Öfteren in Anspruch (Ashwood et al., 2011).

4.2 Patient oder Kunde ?

Im Nachfolgenden soll dargestellt werden, ob Patienten einer Retail-Klinik weiterhin als Patienten oder als Kunden angesprochen werden sollen.

Heutzutage werden die Patienten im Gesundheitswesen allmählich immer mehr als Kunden bezeichnet. Aufgrund der zahlreichen Möglichkeiten sich im Internet zur informieren, werden Patienten auch als mündige und informierte Kunden bezeichnet. Die klassische Patienten-Arzt-Beziehung und deren Rollen haben sich durch diese Gegebenheiten verändert. Die Informationsassymetrie zwischen Patient und Arzt hat dadurch abgenommen. Der Patient kann auf Basis dessen über seine Therapeuten und seine Therapieauswahl selber oder zumindest mitbestimmen. Der Patient entscheidet somit eigenständig wer ihn behandelt (Nürnberger&Schneider, 2014, S.22).

Aufgrund dessen würde ich den Text für ein Hinweisschild einer Retail-Klinik mit: Liebe Kunden..." beginnen. Die Kunden entscheiden sich selbstständig eine Retail-Klinik aufzusuchen und sie wissen genau, welche Leistungen sie bekommen. Zudem müssen die Kunden der Retail-Kliniken in den USA die erbrachten Leistungen selber direkt bezahlen (Gerste, 2007). Dies besitzt einen klassischen Kundencharakter wobei für eine erbrachte Leistung gezahlt wird.

4.3 Dimensionen von Wettbewerbsvorteilsstrategien in „retail clinics"

Im Nachfolgenden soll beschrieben werden, inwiefern die drei Dimensionen von Wettbewerbsvorteilsstrategien in „retail clinics" umgesetzt werden können. Zu den drei Dimensionen zählen: die Differenzierungsvorteile, die Zeitvorteile und die Kostenvorteile. Unter Berücksichtigung dieser Vorteile können sich Unternehmen von Kokurrenten abheben und somit mehr Kunden generieren (Meffert et al., 2018a, S.167). Auf der Ebene der Differenzierungsvorteile können „retail clinics" Leistungsvorteile schaffen, indem sie ihr Serviceniveau erhöhen. Dies geschieht beispieleswese durch eine angenehme Atmophäre in der Klinik, durch ein freundlich gestaltetes Wartezimmer und durch barrierefreie Zugangsmöglichkeiten. Diese Aspekte erweisen sich als sehr wichtig, da Kunden zur Bewertung der Qualität der Leistungen subjektive und nicht-medizinische Bewertungskriterien heranziehen aufgrund fehlender medizinscher Fachkenntnisse (Dietrich, 2019, S.114). Auf der Ebene der Zeitvorteile können Retail-Kliniken aufgrund kurzer Wartezeiten hervorstechen. Kunden können auf Anfrage schnell behandelt werden, welches für eine Reaktionsschnelligkeit spricht. Auf der Ebene der Kostenvorteile liegt der Fokus im Bereich der Selbstzahlerleistungen. Retail-Kliniken können ihre Preise so gering wie möglich gestalten und sich somit von der Konkurrenz abheben (Meffert & Wolde-Lübke, 2017, S.226).

5 Finanzmanagement von „retail clinics"

5.1 Erlössystematik von „retail clinics"

Nachfolgend soll beschrieben werden wie sich die Erlössystematik der Retail-Kliniken in den Aspekten Finanzierungsquellen und Preisgestaltung gestaltet.
Retail-Kliniken erweisen sich als kostengünstiger im Vergleich zu Notfallambulanzen von Krankenhäusern. Die Kosten für eine Behandlung bei Halsschmerzen und Heiserkeit belaufen sich in der Regel auf 40 Dollar. Im Gegensatz dazu würde die selbe Behandlung in einer Notfallambulanz weit mehr als 300 Dollar kosten. Die meisten „retail clinics" nehmen an örtlichen Versicherungssystemen teil und so müssen die Kunden meist nur zehn bis 20 Dollar dazu zahlen (Gerste, 2007). Zudem werden in den meisten Kliniken auch private Versicherungen und öffentliche Versicherungsmöglichkeiten zur Zahlung akzeptiert (Pollack & Mehrotra, 2010).

Die direkten Zahlungen der erbrachten Leistungen bilden die Hauptfinanzierungsquelle. Eine Klinik benötigt durchschnittlich 17 bis 23 Kunden pro Tag als direkte Zahler, um ihre Kosten decken zu können (Scott, 2007, S.11).

5.2 Kostenstruktur von „retail clinics"

Im Nachfolgenden soll die Kostenstuktur von „retail clinics" dargestellt werden. Die Kosten für „retail clinics" fallen im direkten Vergleich zu den Kosten einer Arztpraxis oder einer Krankenhausambulanz geringer aus (Mehrotra et al., 2009).

Die Personalkosten können gering gehalten werden, aufgrund der Tatsache, dass keine Ärzte dort tätig sind. In Retail-Kliniken arbeiten nur Arzthelfer, Krankenschwestern oder Krankenpfleger und deren Gehalt fällt geringer aus als bei einem Arzt und dies bei gleicher erbrachter Leistung. Zudem können die Betriebskosten ebenfalls gering gehalten werden. Es gibt innerhalb Retail-Kliniken nur kleine Behandlungsräume mit einem begrenzten medizinsichen und technischen Equipment (Scott & Leifer, 2011, S.9). Demzufolge generieren „retail clinics" auch geringere Umsätze. Die Kosten, um eine Retail-Klinik zu bauen, belaufen sich auf zwischen 50.000 und 250.000 Dollar und die Umsätze, welche jährlich erzielt werden können, erstecken sich im Durchschnitt auf bis zu 500.000 Dollar. Zuvor fallen für Klinikbetreiber noch einmalige Inbetriebnahmekosten an. Hierbei können Kosten zwischen 20.000 Dollar und 100.000 Dollar anfallen, je nach Ausstttung und Größe der Räumlichkeiten (Bachrach, Frohlich, Gracimonde, Nevitt, 2015).

6 Übertragung des Konzeptes in das deutsche Gesundheitssystem

6.1 Chancen und Schwierigkeiten der Übertragung des Konzeptes

Im Nachfolgenden soll dargestellt werden, welche Chancen und Schwierigkeiten sich bei einer Übertragung des Kozepts der Retail-Kliniken in das deutsche System ergeben würden. Im Anschluss daran soll auf Basis dessen ein Gesamturteil getroffen werden.

Chancen

Gesundheitsförderung und Prävention

Das deutsche Gesundheitssystem steht vor mehreren Herausforderungen. Das aktuelle Hauptthema stellt der demografische Wandel dar. Mit einem steigenden Lebensalter steigt auch zugleich das persönliche Krankheitsrisiko an. Somit treten immer mehr chronische Erkrankungen auf und wenn mehrere Krankehiten zusammen auftreten, kommt es zu einer Multimorbidität (Robert Koch-Institut, 2013). Auf Grundlage dieser Ausgangslage rückt das Thema der Prävention und Gesundheitsförderung zunehmend in den Fokus. Aufgrund des 2015 vom Gesetztgeber verabschiedeten Präventionsgesetztes sind die Krankenkassen dazu gezwungen Präventionsleistungen anzubieten und zu finanzieren (Bundesgesundheitsministerium, 2019). Hierbei könnte die Einführung von „retail clinics" hilfreich sein. Die Kliniken könnten Aufklärungen und Beratungen zu verschiedenen medizinischen Fachgebieten leisten. Es könnten leichte Routineaufgaben wie: Blutzucker und Blutdruck messen, Wundversorgung und Verbandswechel sowie subkutane Injektionen durchgeführt werden. Dadurch könnte die Sicherstellung der Primärversorgung erweitert werden (Bundesgesundheitsministerium, 2022).

Sicherstellungsauftrag und flächendeckende Versorgung

Die Aufgabe der Kassenärztlichen Vereinigung (KVen) und der Kassenärztlichen Bundesvereinigung (KBV) ist es im Rahmen der Bedarfsplanung die ambulante Versorgung sicherzustellen. Hierzu gehört eine wohnortnahe und flächendeckende Versorgung durch Vertragsärzte sowie Vermeidung von Fehlversorgung (Kbv, 2023). In Deutschland herrscht seit einigen Jahren ein Mangel an hausärztlicher Versorgung auf dem Land, der sogennante „Landarztmangel". Dadurch droht in einigen ländlichen Gebieten eine medizinische Unterversorgung (Gerlinger, 2018). An dieser Stelle wäre die Einführung von Retail-Kliniken eine Entlastung für die mangelnden Hausärzte auf dem Land und eine flächendeckende Versorgung könnte somit sichergestellt werden. Diese Einrichtungen würden einen einfachen und schnellen Weg zu medizinischer Versorgung schaffen. In Gebieten, in denen eine medizinische Unterversorgung herrscht, könnte durch den Bau einer Ratil-Klinik dem entgegengewirkt werden.

Schwierigkeiten

Preisgestaltung und Finanzierung

Die Finanzierung und Leistungserbringung im deutschen Gesundheitssystem ist getrennt organisiert. Dies bedeutet, dass die stationäre und ambulante sowie pflegerische Versorgung und Rehabilitation unterschiedlich und getrennt von einander organisiert ist (Dietrich, 2019, S.20). Auf Basis dieser Gegebenheit würde dies für die Einführung von Retail-Kliniken ebenfalls eine separat organisierte Finanzierung bedeuten. Diese Einführung würde vorab ein gut strukturiertes Konzept benötigen. Das Konzept sollte auch die Schnittstellenproblematik berücksichtigen. Aufgrund mangelnder Vernetzung der einzelnen Professionen und Einrichtungen würde es zu Mehrfachuntersuchungen kommen, welches zu vermehrten Kosten führen würde (Dietrich, 2019, S.20). Eine weitere Schwierigkeit stellt die Preisgestaltung dar. In Deutschland werden ärztliche Leistungen zu fest vorgeschriebenen Preisen vergütet, welches keinen Platz für einen Preisspielraum lässt (GKV Spitzenverband, 2017, S.1). Dadurch könnten ärztliche Leistungen in „retail clinics" nicht zu günstigeren Preisen angeboten werden.

Fachkräftemangel

In Deutschand herrscht seit einigen Jahren ein ausgeprägter Fachkräftemangel. Dies ist besonders der Fall im Bereich der Krankenpflege (BGM, 2018a). Des Weiteren gibt es auch einen Mangel an Ärzten, besonders in ländlichen Regionen (Gerlinger, 2018). Aufgrund dieser Ausgangssituation könnte es zu Schwierigkeiten bei der Personalgewinnung von „retail clinics" kommen. Somit müsste im Vorfeld geregelt werden, welches Personal und im welchen Umfang in Retail-Klinken vorhanden sein muss, um eine adäquate und qualitative hochwertige medizinische Leistung erbringen zu können.

Abschließend lässt sich anführen, dass die Einführung von Retail-Kliniken in Deutschland von Finanzierungsschwierigkeiten sowie Personalhürden stehen würden. Es lassen sich jedoch auch positive Chancen finden, welche für eine Einführung sprechen würden. Es könnte somit eine flächendeckende Versogung sowie Prävention und Gesundheitsförderung gewährleistet werden. Der Zugang zu medizinischer Versorgung könnte dadurch vereinfacht werden und bei einem im Vorfeld gut geplanten und strukturierten Konzept können Barrieren und Hürden in der Versorgung beseitgt werden.

6.2 Interessierte Akteure an der Umsetzung des Konzeptes in Deutschland

Nachfolgend sollen die interessierten Akteure an einer Umsetzung des Konzeptes der Retail-Kliniken in Deutschland dargestellt und dessen Motive erläutert werden.

Zuallererst sollen an dieser Stelle die Bürger bzw. Einwohner Deutschlands als interessierte Akteure genannt werden. Die Bürger würden einen einfachen, schnellen und nierschwelligen Zugang zu qualitativ hochwertigen medizinischen Leistungen erhalten (U-scher-Pines et al., 2012). Des Weiteren könnten die Kassenärztliche Vereinigung und die Kassenärztliche Bundesvereinigung an einer Umsetzung interessiert sein. Diese sind dafür zuständig für eine flächendeckende Versorgung zu sorgen. Mit Hilfe der Umsetzung des Konzeptes könnte eine flächendeckende und wohnortnahe Versorgung gewährleistet werden (Kbv, 2023). Zudem wären auch Hausärzte und Fachärzte an solch einem Konzept interessiert. Das Konzept würde die Ressourcen der Haus- und Fachärzte schonen und die Retail-Kliniken würden die Ärzte in ihrer Tätigkeit entlasten. Zudem wären auch Apotheken an einer Umsetzung des Konzeptes interessiert. Aufgrund der verschriebenen Medikamente in Retail-Kliniken würden die Apotheken auch mehr Umsätze generieren. Dafür wird meist die am nähesten gegelgene Apotheke in Anspruch genommen oder die Rezepte werden online eingelöst. Des Weiteren wären auch Medizintechnik-Verkäufer und Techniker interessiert, da in Retail-Kliniken technische Hilfssysteme benötigt werden. Medizintechnik-Verkäufer und Techniker würden somit mehr Umsätze machen und es könnten auch neue Arbeitsplätze entstehen (DocCheck, 2012).

6.3 Vergleichbare Konzepte in Deutschland

Nachfolgend soll kurz dargestellt werden, inwiefern es in Deutschland bereits vergleichbare Konzepte gibt.

Eine flächendeckende medizinische Versorgung durch Retail-Kliniken, so wie in den USA vorhanden, gibt es in Deutschland noch nicht. Seit 2017 gibt es in Hamburg jedoch ein Konzept das sich „Gesundheitskiosk" nennt. Momentan gibt es in Hamburg bereits an drei Standorten Gesundheitskioske. Seit 2022 gibt es auch schon in Aachen und in Essen jeweils einen Gesundheitskiosk. Diese sollen als zentrale Anlaufstelle sowie Informations- und Beratungstelle bei medizinischen Problemen fungieren. Um die Finanzierung sicherzustellen, schlossen einige Krankenkassen Selektivverträge ab (pkv-institut, 2022).

Zu den Aufgaben der Gesundheitskioske zählen: Vermittlung von medizinischen Leistungen, Prävention und Gesundheitsförderung sowie Koordinierung von Gesundheitsleistungen und Unterstützung bei sozialen Angelegenheiten. Des Weiteren sind Gesundheitskioske dafür verantwortlich ein sektorenübergreifendes Netzwerk zu bilden. Medizinische Routineaufgaben wie z.B. Blutzucker und Blutdruck messen, Wundversorgung und Verbandwechesl sowie subkutane Injektionen werden ebenfalls durchgeführt. Langfristig soll dadurch eine ausreichende und umfangreiche Sicherstellung der Primärversorgung erreicht werden. Bundesweit sollen in sozial benachteiligten Gebieten vermehrt Gesundheitskioske aufgebaut werden und so sollen auf langfristige Sicht 1.000 Gesundheitskioske entstehen (bundesgesundheitsministerium, 2022).

7 Literaturverzeichnis

Ashwood, J., Reid, R., Setodji, C., Weber, E., Gaynor, M., Mehrotra, A. (2011). *Trends in Retail Clinics Use Among The Commercially Insured.* Zugriff am 04.09.2023. Verfügbar unter https://www.ncbi.nlm.nih.gov/pmc/articles/PMC3548599/pdf/nihms-359513.pdf

Bachrach, D., Frohlich, J., Garcimonde, A. & Nevitt, K. (2015). *Building a Culture of Health. The Value Propostion of Retail Clinics.* Zugriff am 04.09.2023. Verfügbar unter http://www.rwjf.org/content/dam/farm/reports/issue_briefs/2015/rwjf419415

Bundesgesundheitsministerium. (2019). *Präventionsgesetz.* Zugriff am 04.09.2023. Verfügbar unter https://www.bundesgesundheitsministerium.de/service/begriffe-von-a-z/p/praeventionsgesetz.html

Bundesgesundheitsministerium. (2022). *Gesundheitskiosk.* Zugriff am 04.09.2023. Verfügbar unter https://www.bundesgesundheitsministerium.de/service/begriffe-von-a-z/g/gesundheitskiosk.html

Bundesministerium für Gesundheit. (2018a). *Beschäftigte in der Pflege,* Bundesministerium für Gesundheit. Verfügbar unter https://www.bundesgesundheitsministerium.de/themen/pflege/pflegekraefte/beschaeftigte.html#c3332

Bundesärztekammer. (2018). (Muster-)Berufsordnung für die in Deutschland tätigen Ärztinnen und Ärzte. Zugriff am 04.09.2023. Verfügbar unter https://www.bundesaerztekam- mer.de/fileadmin/user_upload/downloads/pdf-Ordner/MBO/MBO-AE.pdf

Dietrich, M. (2019). *Studienbrief Gesundheitsmanagement 2 – Einführung in das Leistungsmanagement in Organisationen des Gesundheitswesens. Modell zur Beur- teilung der Produktion von Gesundheit* (rev.22.027.000). Saarbrücken: Deutsche Hochschule für Prävention und Gesundheitsmangement.

Dietrich, M. (2019). *Studienbrief Gesundheitsmanagement 2 – Finanzmanagement in Arzpraxen* (rev.22.027.000). Saarbrücken: Deutsche Hoschule für Prävention und Gesundheitsmanagement.

Dietrich, M. (2019). *Studienbrief Gesundheitsmanagement 2 – Geschäftsmodellansatz* (rev.22.027.000). Saarbrücken: Deutsche Hochschule für Prävention und Gesundheitsmanagement.

Dietrich, M. (2019). *Studienbrief Gesundheitsmanagement 2 – Leistungsmanagement in Arztpraxen* (rev.22.027.000). Saarbrücken: Deutsche Hochschule für Prävention und Gesundheitsmanagement.

DocCheck. (2012). *Retail-Kliniken: Biligfieber zum Bestpreis.* Zugriff am 04.09.2023. Verfügbar unter https://www.doccheck.com/de/detail/articles/7091-retail-kliniken-billig-fieber-zum-bestpreis

Fischer, G. (2017). *Die Arztpraxis - Neuaufbau, Neugründung und Übernahme.*

Freyer, W. (2011). *Sport-Marketing. Modernes Marketing-Management für die Sportwirtschaft* (4., neu bearbeitete Aufl.). Berlin: Erich Schmidt.

Gerlinger, T. (Bundeszentrale für politische Bildung (BpB), Hrsg.). (2018). *Baustelle Gesundheitssystem. Aktuelle Herausforderungen in der Gesundheitspolitik.* Zugriff am 04.09.2023. Verfügbar unter http://www.bpb.de/apuz/270312/baustelle-ge- sundheitssystem-aktuelle-herausforderungen-in-der-gesundheitspolitik-es- say?p=all

Gerste, R. (2007). *Retail Health Clinics – Medizin aus dem Supermarkt.* Zugriff am 11.09.2020. Zugriff am 04.09.2023. Verfügbar unter https://www.aerzteblatt.de/archiv/57122

GKV Spitzenverband. (2017). *Faktenblatt. Thema: Ambulante Versorgung - Systematik Ärztehonorar.* Zugriff am 04.09.2023. Verfügbar unter https://www.gkv-spitzenverband.de/me- dia/dokumente/presse/presse_themen/aerzteverguetung/Faktenblatt_Systematik_Aerztehonorare_2017-11-07.pdf

Greiner, W. & Hodek, J. M. (2017a). Finanzmanagement in Arztpraxen und Ärztenetzen. In R. Busse, J. Schreyögg & T. Stargardt (Hrsg.), *Management im Gesund- heitswesen. Das Lehrbuch für Studium und Praxis* (4. Aufl., S. 315–326). Berlin, Hei- delberg: Springer Berlin Heidelberg.

heilberufe-projekt. (2023). *Welche Räume braucht eine Arztpraxis?*. Zugriff am 04.09.2023. Verfügbar unter https://www.heilberufe-projekt.de/2021-12-18/raeume-arztpraxis-vorschrift-qm/#

Iglehart, J. (2015). *Die Expansion von Einzelhandelskliniken – Corporate Titans vs. Organized Medicine.* Zugriff am 04.09.2023. Verfügbar unter https://www.nejm.org/doi/full/10.1056/NEJMp1506864

Kassenärztliche Bundesvereinigung. (2019c). *Gesundheitsdaten: Immer weniger Einzelpraxen.* Zugriff am 31.07.2019. Zugriff am 04.09.2023. Verfügbar unter http://gesundheitsdaten.kbv.de/cms/html/17020.php

Kassenärztliche Bundesvereinigung. (2019d). *Kooperationen. Optionen & Kooperationsformen.* Zugriff am 04.09.2023. Verfügbar unter https://www.kbv.de/html/14347.php

KBV. (2019). *Individuelle Gesundheitsleistungen.* Zugriff am 04.2023. Verfügbar unter https://www.kbv.de/html/igel.php

KBV. (2023). *Bedarfsplanung.* Zugriff am 04.09.2023. Verfügbar unter https://www.kbv.de/html/bedarfsplanung.php#:~:text=Die%20Bedarfsplanung%20ist%20ein%20wesentliches,(KVen)%20und%20der%20KBV.

Kotler, P., Armstrong, G., Saunders, J. & Wong, V. (2011). *Grundlagen des Marketing* (5., aktual. Aufl). München: Pearson Studium.

Kotler, P., Keller, K. L. & Opresnik, M. O. (2015). *Marketing-Management. Konzepte - Instrumente - Unternehmensfallstudien* (Pearson Studium - Economic BWL, 14., aktualisierte Auflage). Hallbergmoos: Pearson.

Meffert, H., Bruhn, M. & Hadwich, K. (2018a). *Dienstleistungsmarketing. Grundlagen - Konzepte - Methoden* (9., vollständig überarbeitete und erweiterte Auflage). Wiesbaden: Springer Gabler.

Meffert, H. & Wolde-Lübke, F. in (2017). Healthcare Marketing –marktorientierte Führung im Gesundheitsbereich. In C. Thielscher (Hrsg.), *Medizinökonomie 2* (S. 211–254). Wiesbaden: Springer Fachmedien Wiesbaden.

Mehrotra, A., Liu, H., Adams, J., Wang, M., Lave, J., Thygeson, N., Solberg, L., McGlynn, E. (2009). *The Costs and Quality of Care for Three Common Illnesses at Retail Clinics as Compared to Other Medical Settings.* Zugriff am 04.09.2023. Verfügbar unter https://www.ncbi.nlm.nih.gov/pmc/articles/PMC2805258/

Miani, C., Hinrichs, S., Pitchforth, E., Bienkowska-Gibbs, T., Disbeschl, S., Roland, M. et al. (RAND Corporation, Hrsg.). (2015). *Best practice. Medizinische Aus- und Weiterbildung aus internationaler Perspektive.* Zugriff am 04.09.2023. Verfügbar unter https://www.rand.org/pubs/research_reports/RR622z1.html

Nürnberg, V. & Schneider, B. (2014). *Kundenmanagement im Krankenhaus.* Wiesbaden: Springer Fachmedien Wiesbaden. Verfügbar unter https://doi.org/10.1007/978-3-658-05132- 7

Pkv-Institut. (2022). *Ohne Anmeldung zur Gesundheitsberatung im Quartier.* Zugriff am 04.09.2023. Verfügbar unter https://www.pkv-institut.de/magazin/artikel/ohne-anmeldung-zur-gesundheitsberatung-im-quartier

Pollack, C. & Mehrotra, A. (2010). *Das Wachstum der Einzelhandelskliniken und des Ärztehauses: Zwei Trends im Konzert oder im Konflikt?* Zugiff am 04.09.2023. Verfügbar unter https://www.healthaffairs.org/doi/10.1377/hlthaff.2010.0089

Rand Corporation. (2016). *Die sich entwickelte Rolle von Einzelhandelskliniken.* Zugriff am 04.09.2023. Verfügbar unter https://www.rand.org/pubs/research_briefs/RB9491-2.html

Robert Koch-Institut. (2013). *Demografischer Wandel.* Zugriff am 04.09.2023. Verfügbar unter https://www.rki.de/DE/Content/Gesundheitsmonitoring/Themen/Demografischer_Wandel/Demografischer_Wandel_node.html

Rudavsky, R., Pollack, C. & Mehrotra, A. (2009). *Geografische Verteilung, Eigentum, Preise und Praxisumfang in Einzelhandelskliniken.* Zugriff am 04.09.2023. Verfügbar unter https://www.rand.org/pubs/external_publica tions/EP20090913.html

Scott, M. K. (2007*). Health Care In The Express Lane: Retail Clinics Go Mainstream.* California Health Foundation. Zugriff am 04.09.2023. Verfügbar unter http://www.chcf.org/~/media/MEDIA%20LIBRARY%20Files/PDF/PDF%20H/P DF%20HealthCareInTheExpress- LaneRetailClinics2007.pdf

Scott, M. K. & Leifer, J. (2011). *The FQHC Guide and Toolkit for Retail Health Care Key Strategic, Business, Operational, and Legal Considerations.* Zugriff am 04.09.2023. Verfügbar unter https://www.pdffiller.com/jsfiller-desk14/?request-Hash=4610f51ffbb74f59190a113ae72f627f7ca9f064aad23bff1aba3a2c56dee7ac &projectId=543032385#51ee1099561e05f88f58b80bffbb67fb

Simon, M. (2017). *Das Gesundheitssystem in Deutschland. Eine Einführung in Struktur und Funktionsweise* (6., vollständig aktualisierte und überarbeitete Auflage). Bern: Hogrefe.

statista. (2023). *Gesamtzahl der Ärzte in Deutschland im Zeitraum von 1990 bis 2022.* Zugriff am 04.09.2023. Verfügbar unter https://de.statista.com/statistik/daten/studie/158869/umfrage/anzahl-der-aerzte-in-deutschland-seit-1990/

Streit, V. & Letter, M. (2005). *Marketing für Arztpraxen.* Berlin, Heidelberg: Springer-Verlag Berlin Heidelberg. Zugriff am 04.09.2023. Verfügbar unter https://doi.org/10.1007/b138206

Uscher-Pines, L., Harris, K.M., Burns, R.M., Mehrotra, A. (2012). *The growth of retail clinics in vaccination delivery in the U.S.* Am J Prev Med. 2012 Jul;43(1):63-6.

Weinbrenner, S. (2017). Kundenmanagement in Arztpraxen und Ärztenetzen. In R. Busse, J. Schreyögg & T. Stargardt (Hrsg.), *Management im Gesundheitswesen. Das Lehrbuch für Studium und Praxis* (4. Aufl., S. 211–220). Berlin, Heidelberg: Springer Berlin Heidelberg.

Zander, U. (2010). *Walk-in Kliniken Wie Gesundheitsdienstleister vom Service-Spirit der Systemgastronomen gelernt haben.* Zugriff am 04.09.2023. Verfügbar unter https://www.sempora.com/files/pdf/Insight_VS12_S12_WalkinKlinik.pdf

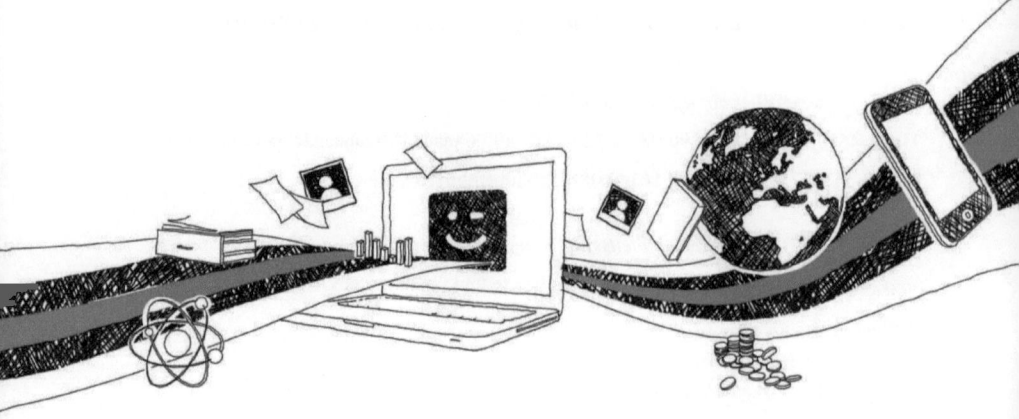
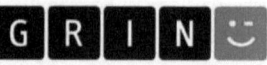